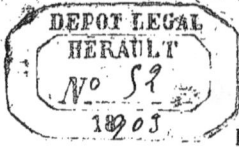

Dr Stanko MODERCIN

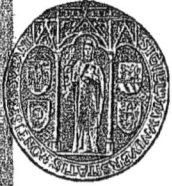

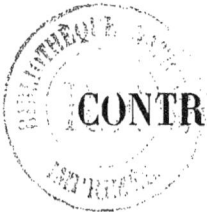

CONTRIBUTION A L'ÉTUDE

DES

MASTITES SYPHILITIQUES

MONTPELLIER

G. FIRMIN, MONTANE ET SICARDI

CONTRIBUTION A L'ÉTUDE

DES

MASTITES SYPHILITIQUES

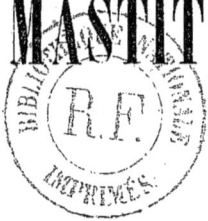

PAR

Stanko MODERCIN

DOCTEUR EN MÉDECINE

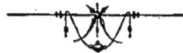

MONTPELLIER

IMPRIMERIE Gustave FIRMIN, MONTANE et SICARDI

Rue Ferdinand-Fabre et Quai du Verdanson

—

1903

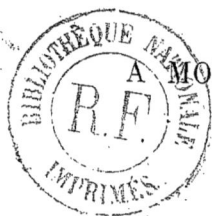

A MON PÈRE

A MA MÈRE

S. MODERCIN.

bien croire que nous garderons de ses enseignements un très agréable autant que très utile souvenir.

Nous n'oublierons pas non plus que c'est M. le professeur Brousse qui nous a inspiré l'idée de notre thèse ; nous le prions d'accepter, à ce titre, l'expression de notre vive reconnaissance.

AVANT-PROPOS

M. le professeur-agrégé Brousse a bien voulu nous confier l'étude des lésions tertiaires du sein comme sujet de notre thèse inaugurale.

Depuis les premières observations de Boissier de Sauvages, les statistiques ont apporté bien peu de faits nouveaux. Si, d'une part, dans les divers travaux qui ont été publiés jusqu'à aujourd'hui, les conditions étiologiques ont été mises en lumière, d'autre part nous devons constater que le processus intime nous échappe encore.

Nous avons le vif regret de présenter un travail qui, malgré nos recherches, reste encore bien incomplet. C'est ainsi que nous n'avons rien trouvé dans la littérature médicale se rapportant à l'étude anatomo-pathologique des lésions gommeuses du sein ; l'état fonctionnel de la glande pendant et après l'accident n'a pas été davantage mentionné par les auteurs.

Le seul point qui soit bien connu à l'heure actuelle, c'est l'efficacité du traitement mixte, tel qu'il est appliqué à la clinique dermatologique et syphilitique de notre éminent maître M. le professeur Brousse.

Afin d'apporter le plus de clarté possible dans notre modeste travail, nous avons cru devoir diviser notre étude en plusieurs chapitres. Après un bref historique de la question, nous faisons une étude clinique minutieuse de la syphilis tertiaire du sein. Nous désirons consacrer au traitement un chapitre à part et, en dernier lieu, nous mentionnerons les conclusions auxquelles nous sommes arrivé.

Voici l'exposé de notre travail :

Chapitre Premier. — Historique.

Chapitre II. — Etude clinique :

a) étiologie ; b) fréquence ; c) évolution ; d) symptomato-logie ; e) anatomie pathologique ; f) diagnostic ; g) pronostic ; h) observations.

Chapitre III. — Traitement.

Chapitre IV. — Conclusions.

CONTRIBUTION A L'ÉTUDE

MASTITES SYPHILITIQUES

CHAPITRE PREMIER

HISTORIQUE

Sous le nom de cancer vérolique, Boissier de Sauvages (1) a signalé le premier, au XVIIIᵉ siècle, la localisation mammaire de la syphilis tertiaire. Des deux observations qu'il a publiées, une au moins est très concluante.

Au même siècle, Astruc (2) interprète cette manifestation de la façon suivante : il parle *d'une sorte de cancer des mamelles se produisant lorsque la lymphe laiteuse, à force d'être épaissie par le virus dans les vésicules glandulaires, s'y durcit et forme un squirrhe douloureux.*

La note dominante de tous les travaux de cette époque est que cette localisation de la syphilis tertiaire est très

---

(1) Boissier de Sauvages. — *Nosologia methodica*, t. IV, p. 344.
(2) Astruc. — Traité des maladies vénériennes, trad. franç., t. IV, 1815.

raré. Le petit nombre d'observations joint à une insuffi-
sante interprétation nous explique le silence de quelques
auteurs du commencement du XIX⁰ siècle tels que :
Hunter, Ricord, Bazin, Velpeau, Broca.

Cependant des cas très nets de guérison de tumeur du
sein, grâce au traitement mercuriel, avaient été obtenus
par certains cliniciens. Lagneau (1), Troncin (2) avaient vu
nettement que la localisation de la syphilis tertiaire au sein
pouvait être déterminée par des accidents syphilitiques
antérieurs de la région.

Yvaren (3) parle d'une femme qu'il guérit par le traitement mercuriel de deux ulcérations consécutives au ramollissement de deux gommes syphilitiques du sein.

Il faut arriver à Richet (4) pour avoir de l'ancien cancer
vérolique une juste interprétation. Richet, le premier, en
1849, fait de cette affection une dépendance de la diathèse
syphilitique. Il lui donne le nom de *tumeur syphilitique
du sein* par analogie avec ce qu'il nomme tumeur syphilitique du testicule. Quant à la difficulté du diagnostic différentiel avec le cancer du sein, elle ne lui a pas échappé,
puisqu'il avoue s'être trompé lui-même.

Avec Maisonneuve (5), Verneuil (6), Velpeau (7), la gom-

---

(1) Lagneau. — Exposé des symptômes de la maladie véné-
rienne, 1815.

(2) Troncin. — Art de se préserver et de se guérir radicalement
de la syphilis, 1837, p. 170.

(3) Yvaren. — Les métamorphoses de la syphilis, 1854.

(4) Velpeau. — Maladies du sein, 1849 et 1858.

(5) Maisonneuve. — Clinique chirurgicale, 1854, et Leçons cliniques sur les affections cancéreuses, 1864.

(6) Verneuil. — *Bulletin de la société anatomique*, 30⁰ année, 1855,
p. 97.

(7) Velpeau. — *Loc. cit.*

me syphilitique du sein voit diminuer son renom d'excessive rareté, puisque chacun d'eux a pu recueillir plusieurs observations. Verneuil même présente en 1855, à la Société anatomique, les pièces pathologiques d'un homme atteint de gomme de la mamelle. Il avait fait, en outre, l'examen microscopique de la tumeur.

Rollet (1), Ambrosolli (2), Lancereaux (3) et Icard (4) rapportent de nouvelles observations de gommes syphilitiques de la mamelle, guéries par l'iodure de potassium. Lancereaux a, de plus, repris et rajeuni la division des tumeurs tertiaires du sein, due à Boissier de Sauvages. Il en distingue deux catégories : mastite circonscrite et mastite diffuse.

Hennig (5) fait mention de l'autopsie d'une femme syphilitique, chez laquelle il a trouvé une gomme du sein très petite et que la malade avait toujours ignorée.

Horteloup (6), dans sa thèse d'agrégation, cite l'observation d'une tumeur mammaire double chez un homme. Le traitement par l'iodure donne la preuve de son origine spécifique.

Trois thèses inaugurales ont été faites sur ce sujet par Landreau, en 1874, Gromo, en 1878, et Claude, en 1886.

Landreau (7) présente le premier travail d'ensemble sur

---

(1) Rollet.—Traité des maladies vénériennes, Paris, 1865, p. 878.

(2) Ambrosolli. — *Gazetta medica di Lombardia*, n° 36, 1864.

(3) Lancereaux. — Traité historique et pratique de la syphilis, 1866.

(4) Icard. — Mém. de la Soc. des sciences médicales de Lyon, 1867, t. IV, p. 79.

(5) Hennig. — *Archiv. für Gynäkologie*, 1871, t. II, p. 350.

(6) Horteloup. — Tumeurs du sein chez l'homme. Thèse agrég. 1872.

(7) Landreau. — Essai sur le syphilôme du sein. Thèse Paris, 1874.

ce sujet. Dans sa remarquable étude de cette lésion, il rapporte trois observations de Verneuil, une de Guérin et une dernière de Velpeau.

Gromo (1) cite une très curieuse observation de gommes multiples du sein, guéries par l'iodure de potassium (Observation recueillie par Paul Segond).

Enfin nous trouvons dans la thèse de Claude (2) trois observations dues à Fournier, Gosselin et de Tornery. Elles ont trait toutes à des lésions gommeuses du sein, qui ont disparu plus ou moins rapidement par le traitement spécifique.

A l'étranger, Lang (3) et Billroth (4) admettent la manifestation tertiaire de la mamelle. Lang publie un cas de mastite guérie par le traitement ioduré.

Dans ces dernières années, on ne trouve que de rares observations. En 1893, Escande (5) publie un cas. Rouanet (6), en 1895, rapporte 3 cas de mastite syphilitique diffuse et conclut à l'existence de cette forme de syphilis tertiaire de la mamelle, qui a été contestée par Claude et l'est encore par un grand nombre de syphiligraphes.

Ostermayer (7) a publié un cas de gomme du sein guéri par le traitement spécifique et ayant laissé, pendant assez longtemps avant sa cicatrisation, un trajet fistuleux de plusieurs centimètres de profondeur.

(1) Gromo. — Contribution à l'étude des gommes du sein. Thèse Paris, 1878.
(2) Claude. — Thèse Paris, 1886.
(3) Lang. — *Wien. med. Woch.*, n° 9, 1870.
(4) Billroth und Luecke. — Deutsche chirurgie, 1880.
(5) Escande. — *Midi Médical*, 21 mars 1893.
(6) Rouanet. — *Mercredi Médical*, 13 février 1895, n° 7, p. 73.
(7) Ostermayer. — *Archiv. für dermatologie und syphilis*, 1894.

Emery (1) présente un cas de syphilôme mammaire. La malade est doublement intéressante, tant par la marche générale de sa syphilis que par les particularités de sa gomme.

Legrain (2) a relaté une observation remarquable par l'existence d'une quarantaine de gommes localisées exclusivement à la peau du sein gauche, sans participation appréciable de la glande.

M. le professeur Tédenat communique trois cas remarquables dans la thèse d'Aphentoulidès (3), dont deux sont très récents.

Enfin, M. le professeur Brousse a vu cette année, dans son service, une gomme du sein qui a été très vite améliorée par des injections solubles de biiodure cacodylé, auquel on associa quelques cuillerées d'iodure par jour (2 grammes.

Vu la rareté de la lésion, cette observation a été communiquée à la Société de Médecine et de Chirurgie, à la Faculté de Montpellier.

Dans notre travail on trouvera une statistique des 48 observations de mastites ou de gommes du sein, qui ont été publiées jusqu'à aujourd'hui. Il se peut toutefois que ce ne soient pas là toutes celles qui existent dans la littérature médicale. Ce que nous pouvons dire, c'est qu'à l'étranger, il n'y a pas à proprement parler de travaux d'ensemble faits sur ce sujet. Néanmoins, il peut exister, çà et là, quelques observations éparses que, malgré nos recherches, nous n'avons pu retrouver.

---

(1) Emery. — Société de dermatologie et de syphiligraphie, 1896.

(2) Legrain. — Société de dermatologie et de syphiligraphie, 1897.

(3) Aphentoulidès. — Contribution à l'étude du syphilôme du sein. Thèse de Montpellier, 1902.

CHAPITRE II

ÉTUDE CLINIQUE

ÉTIOLOGIE

Plusieurs facteurs sont invoqués pour expliquer les causes de localisation des accidents tertiaires au sein.

Un de ces facteurs, dont l'influence ne saurait être mise en doute, c'est le sexe. Les statistiques les plus anciennes (Landreau, Gromo, Claude) établissent que la vie sexuelle et l'activité fonctionnelle de la glande mammaire chez la femme, doivent être invoquées comme cause probable de cette localisation. L'observation de de Tornery (1), que nous rapportons, est assez concluante à cet égard. La grossesse accéléra la marche de la syphilis, tandis que la montée laiteuse localisa une gomme au sein. Ce fait a une certaine valeur, mais il ne nous est pas permis de l'étendre à tous les cas, puisque dans notre statistique, la proportion d'hommes atteints est de un tiers, et nous se saurions, chez eux, invoquer cette hypothèse.

En nous appuyant de même sur l'observation de

---

(1) Voir thèse Claude, obs. IX.

Segond (1), nous croyons devoir noter le traumatisme comme cause prédisposante. Cependant, il n'a pas été relevé fréquemment.

Nous grouperons sous la dénomination de causes adjuvantes toutes celles qui, affaiblissant l'organisme, ont une influence indéniable sur la marche et le pronostic de la syphilis. Nous citerons le lymphatisme, l'alcoolisme (2), le paludisme, le paupérisme enfin, qui détermine souvent la misère physiologique.

Nous noterons, en outre, d'une façon particulière la marche de la syphilis. De nombreuses observations il ressort :

1º Que les accidents tertiaires du sein accompagnent une poussée de syphilis restée quelquefois longtemps latente.

2º Que leur localisation peut être dans quelques cas prévue, car ils siègent souvent aux points occupés par les accidents spécifiques antérieurs.

La récidive des gommes sur place a été observée. Dans une observation de Verneuil, une gomme fit deux récidives, la première très précoce, et la seconde sept ans après.

FRÉQUENCE

Les gommes du sein constituent une rareté clinique. Depuis Boissier de Sauvages, qui les a le premier décrites, nous n'avons pu recueillir que 48 observations.

Landreau, dans son excellente thèse, rapporte 23 cas

---

(1) Obs. XV *in* thèse Gromo.
(2) Rouanet, *loc. cit.*, observation de Tailhefer.

de tumeurs gommeuses du sein, parmi lesquels il y avait 5 observations concernant l'homme. Son rapport est de 5/23, c'est-à-dire presque un cinquième des cas.

Des 48 observations que nous avons relevées et qui sont citées dans le tableau annexé à ce paragraphe, 33 cas se rapportent à des femmes et 15 à des hommes. Notre proportion d'hommes atteint les 15/48, ce qui équivaut presque au tiers des cas.

Notre statistique, outre qu'elle mentionne les cas nouveaux, nous paraît devoir attirer l'attention au point de vue étiologique. Elle montre, en effet, que si l'on invoque l'activité fonctionnelle de la glande mammaire comme une cause prédisposante de la localisation des accidents tertiaires au sein, l'importance de cette cause est loin d'être absolue.

	SEXE
AMBROSOLLI.— 1864, *Gaz. med. de Lombardia.*	Masculin
id. id.	Féminin
id. id.	F.
AUBRY.— In *Mercredi Médical*, 13 février, 1895.	M.
BARTHÉLEMY. — In *Annales de Dermatologie*, p. 62, 1896.	M.
id. id.	M.
BIERCHEN (de Suède), 1775. Cité *in* Virchow (Path. des tumeurs, t. II).	M.
BOISSIER DE SAUVAGES. — *Nosologia Methodica*, t. II. Thèse de Gromo.	F.
id. id.	F.
BROUSSE. — 1903, Société des sciences médicales de Montpellier, 14 février.	F.
DRIARD. — 1901, Thèse de Paris.	F.
EMERY. — In *Annales de Dermatologie*, p. 60 1896.	F.

ESCANDE. — *Midi Médical*, 1893.   F.

FOURNIER. — 1880, Obs. VIII, *in* thèse Claude, 1886, p. 54.   F.

JULLIEN. — Traité des maladies vénériennes, 1888.   M.

     id.   id.   M.

GOSSELIN ET LABBÉ. — 1886, Thèse Claude (Clinique inédite de Gosselin), p. 64.   F.

GUBLER — Clinique de Trousseau.   F.

GUÉRIN. — 1872, Thèse Landreau.   F.

HENNIG. — 1871, *Arch. für Gynäkologie*.   F.

ICARD. — 1867, *Journal de Méd. de Lyon*, t. VII, p. 23.   F.

LANCEREAUX. — 1872, Horteloup, th. agrégat.   M.

LEGRAIN. — In *Annales de Dermatologie*, 1897, p. 500.   F.

MAISONNEUVE. — 1854, Velpeau, 2ᵉ édition.   M.

MAISONNEUVE. — 1858, Velpeau, 2ᵉ édition.   F.

     id.   id.   F.

     id.   id.   F.

     id.   id.   F.

MARIN. — 1854, Cité par Yvaren (Métamorph. syph.).   F.

MAURIAC. — 1883, Leçons, p. 815.   M.

MRACEK. — 1900, Atlas des malad. vénériennes.   M.

     id.   id.   F.

OLLIER. — 1865, Rollet, Traité des maladies vénériennes; p. 878.   F.

OSTERMAYER. — *Arch. für Dermatologie und syphilis*, 1893.   F.

     id.   id.   F.

POZZI. — 1896, Claude, Thèse, p. 55.   F.

RICHET. — 1849, Velpeau, Maladies du sein.   F.

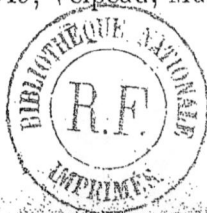

ROUANET. — In *Mercredi Médical*, 13 fév. 1895.   M.

STEEG. — In *Annales de Dermatologie*, 1896,
    p. 40.   F.

TAILHEFER. — In *Mercredi Médical*, 13 fév. 1895.   M.

TÉDENAT. — 1902, In Thèse Aphentoulidès.   M.
    id.   id.   F.
    id.   id.   F.

TERRILLON ET SEGOND. — 1878, Thèse Gromo.   F.

VERNEUIL. — 1855, *Bull. Soc. Anatom.*, p. 97.   M.
    id.   1869, Thèse Landreau.   F.
    id.   1872   id.   F.

YVAREN. — Des métamorphoses de la syphilis,
    1854, Obs. II, Thèse de Landreau.   F.

ÉVOLUTION

Il est difficile de préciser combien de temps après le début de la syphilis apparaissent les gommes du sein. Dans beaucoup d'observations, la date d'apparition de ces accidents n'a pas été mentionnée. Aussi, nous ne donnons que sous réserves les conclusions de la statistique que nous avons dressée.

On dit que, d'une façon générale, la mastite syphilitique diffuse est précoce, tandis que la mastite circonscrite est tardive.

La première serait l'apanage de la deuxième période (Jullien), tandis que l'autre appartiendrait à la troisième.

La vraie gomme du sein est réellement tardive; elle

n'apparaît guère qu'entre 5 à 12 ans, voire même 16 ans
(Segond) (1) après l'accident primitif; deux cas, néanmoins, font exception à cette règle, si nous les rangeons
parmi les vraies gommes. Dans une observation de Guérin, la gomme apparut la deuxième année, et dans celle
de de Tornery on la constata 9 mois après le chancre.

Il est intéressant de remarquer que, dans l'observation
rapportée par de Tornery, la femme était enceinte, de
sorte que la grossesse aggrava la syphilis, tandis que la
montée laiteuse localisa la gomme au sein.

Nous donnons ci-dessous le relevé des dates d'apparition des gommes d'après nos recherches :

De Tornery,	9 mois.
Guérin,	2 ans.
Fournier,	5 ans.
Horteloup,	5 ans.
Brousse,	8 ans.
Emery,	12 ans.
Verneuil,	tardive.
Verneuil,	id.
Segond,	16 ans.

La mastite syphilitique diffuse est loin d'être toujours
aussi précoce que le pense Jullien. Dans 2 observations
seulement sur 9, cette mastite évolua entre 40 jours à 5
mois. Dans une troisième (Audry) l'apparition se fit 2
ans après, tout en restant dans le cadre de la période
secondaire. Mais, par contre, dans une observation de
Tailhefer, la mastite n'apparut que 32 ans après l'accident
primitif.

---

(1) D'après cette observation, un traumatisme provoqua la
gomme.

Nous donnons aussi notre relevé de dates pour la mastite diffuse.

Ambrosolli,	40 jours.
Rouanet,	5 mois.
Audry,	2 ans.
Tédenat,	7 ans.
Tédenat,	8 ans.
Yvaren,	tardive.
Icard,	10 ans.
Verneuil	11 ans.
Tailhefer	32 ans.

A quoi peut tenir cet écart énorme entre les dates extrêmes, 40 jours et 32 ans ? Très probablement à ce fait, souvent relaté, que presque toujours la mastite syphilitique diffuse succède à une poussée nouvelle d'accidents syphilitiques chez un sujet porteur d'une syphilis demeurée latente plus ou moins longtemps.

Comme les autres gommes syphilitiques, les gommes du sein montrent une tendance à la caséification centrale et évacuation du contenu sous forme de bourbillon par ulcération périphérique. Le processus de nécrose est lent mais constant, à moins que le traitement spécifique institué à temps ne le fasse rétrocéder.

Les mastites diffuses ont une évolution atypique. Tantôt elles restent longtemps sans adhérences à la peau et ne s'ulcèrent pas, tantôt elles s'ulcèrent très rapidement. Quelquefois, sous l'influence d'une infection secondaire, elles forment de vastes plastrons suppurés avec retentissement ganglionnaire.

Dans d'autres cas, la mastite diffuse montre une tendance marquée à se limiter en formant plusieurs nodules gommeux enkystés, nodules qui évolueront selon le type scléro-gommeux sans grande réaction locale ni grand retentissement ganglionnaire (1) [Tédenat, Rouanet, Segond].

Le temps que met une gomme à évoluer depuis son apparition jusqu'à son ramollissement et son ulcération, ne peut être évalué d'une façon précise, mais on admet que cette évolution est plus rapide que celle de toute autre tumeur. Ce temps oscille de quelques jours à 8-9 mois (Verneuil, Legrain, Tédenat). Segond a cependant observé un cas où la gomme, provoquée par un traumatisme, mit 4 ans à évoluer.

Dans la forme scléro-gommeuse, les ganglions de l'aisselle ne sont jamais pris. Tout au contraire, dans la mastite scléro-diffuse, nous avons rencontré 12 fois un retentissement ganglionnaire considérable. Les ganglions ne sont pris que très tardivement, quelquefois à peine à la période de suppuration.

SYMPTOMATOLOGIE

Dans ce paragraphe, nous étudierons les symptômes des lésions tertiaires du sein séparément dans chaque forme.

1° MASTITE CIRCONSCRITE OU SCLÉRO-GOMMEUSE

La mastite scléro-gommeuse, la vraie gomme du sein, est typique par sa forme et ses allures. Elle ressemble en tout aux gommes syphilitiques des autres régions.

---

(1) Observation de Legrain, *loc. cit.*

Au sein, son siège est toujours le tissu conjonctif :

sous-cutané (1) ;

péri-galactophorique (Hennig) ;

tissu conjonctif péri et interglandulaire ;

tissu conjonctif de la région aréolaire.

Le début toujours insidieux et la progression lente de la mastite scléro-gommeuse ne permettent guère·de préciser à quel moment elle a fait son apparition.

La tumeur est ordinairement unique (Verneuil, Hennig, Fournier), rarement double ou multiple. La bilatéralité a été signalée assez souvent.

Les dimensions sont très variables. D'après les observations nous voyons que son volume peut aller de celui d'une fève (Hennig) ou d'une amande (Tédenat) à celui d'une tête d'enfant (Boissier de Sauvages).

Sa forme est arrondie ou ovoïde, quelquefois globuleuse et légèrement irrégulière.

Elle est mobile sous la peau et sur les plans profonds. Cette mobilité, qui permet le facile isolement de la tumeur avec les doigts, a été constamment invoquée comme un signe très important de diagnostic différentiel.

Tout à fait au début de son apparition, on peut trouver un empâtement plus ou moins étendu qui masque l'induration, mais qui ne tarde pas à disparaître (Horteloup).

Bien que la tumeur soit ordinairement indolente, on a néanmoins noté quelquefois de la douleur. Sa consistance est ferme, presque dure et rénitente. A une période avancée, lorsque le ramollissement commence, on perçoit

---

(1) Nous laissons de côté volontairement en tant que gommes de la peau celles qui occupent le tissu conjonctif sous-cutané de la région mammaire.

une pseudo-fluctuation qui peut même aller jusqu'à la vraie fluctuation.

A la périphérie, la tumeur fait des progrès ; il s'établit des adhérences avec la peau, qui s'amincit à ce niveau et prend des tons divers depuis la lividité jusqu'au rouge violacé. Enfin, une ulcération se forme et qui se recouvre d'une croûte. Son apparition est, d'autres fois, précédée d'un enduit brunâtre, croûteux, recouvrant la peau sur le sommet de la gomme et dont la chute laisse à découvert l'ulcération (1) qui va gagner en profondeur. Un bourbillon d'aspect pyoïde ou crémeux, parfois visqueux, se fait jour.

Une fois que le bourbillon est éliminé, l'ulcération gommeuse est constituée ; elle se recouvre d'un enduit lardacé à travers lequel suinte un liquide crémeux ou séropurulent peu abondant. Quand cet écoulement est noirâtre et sanguinolent, il s'accompagne d'une odeur fétide.

Le palper nous montre que tout autour de l'ulcération et de l'induration qui lui sert de base, les tissus ont conservé leur souplesse et leur parfaite intégrité.

L'ulcération peut aussi s'accroître en surface au point de dépasser les dimensions d'une pièce de cinq francs (Segond). Vue en profondeur, elle présente une excavation cratériforme dont le fond est bourgeonnant et bourbillonneux. Les bords sont infiltrés, minces et violacés. Ils sont taillés à pic ou en biseau aux dépens de leur face profonde, ce qui amène la formation d'une rigole délimitant le fond de la plaie. Lorsque l'ulcération est en voie de cicatrisation, les bords sont rouges, bourgeonnants, et saignent facilement. La peau qui circonscrit la tumeur

------

(1) Observation de Paul Segond ; observation XV, thèse Landreau.

prend à ce moment un aspect chagriné (peau d'orange) et le mamelon est rétracté.

Cet état de la peau et cette rétraction du mamelon ont fait quelquefois confondre une gomme avec un cancer.

Dans .cette forme scléro-gommeuse, on ne remarque ni induration, ni retentissement ganglionnaire, ni cordon lymphatique.

2° MASTITE SYPHILITIQUE DIFFUSE.

Elle a une symptomatologie différente. Le début est souvent bruyant : les douleurs ouvrent la scène ; on a constaté, soit une sensation de simple pesanteur, soit des douleurs lancinantes et fulgurantes, tantôt spontanées, tantôt provoquées par la pression ou le frottement.

A la palpation, on constate que la tumeur fait bloc avec partie ou totalité de la glande. On a comme l'impression que la glande elle-même est hypertrophiée. Tailhefer a comparé la sensation de contact à celle qu'on éprouverait en palpant un sein de jeune fille.

La tumeur est dure et renitente, lisse ou présentant un certain granité (Tédenat). On constate alors à sa périphérie un grand nombre de très petites nodosités. Sa forme est discoïde, aplatie d'avant en arrière ; elle constitue, suivant l'expression de Legrain, comme une cuirasse protectrice du sein. On ne peut guère, à cause de la diffusion de la tumeur, apprécier son volume d'une manière absolue, mais le sein considérablement augmenté peut atteindre jusqu'au double de son volume normal.

Le mamelon est étalé mais non rétracté.

Lorsque la tumeur est lobulaire, qu'elle n'a pas envahi toute la glande, son siège peut être variable d'après le lobe atteint, mais le plus souvent le siège de la mastite diffuse est central et sous-aréolaire.

Il n'y a pas d'adhérences avec la peau, la mobilité sur les plans profonds existe aussi, mais on a la sensation que cette mobilité est celle de la glande elle-même.

Il n'est pas rare de constater une légère réaction locale. Dans tous les cas de mastite diffuse avancée, les ganglions axillaires sont pris.

L'état général est ordinairement mauvais, ce qui ne doit pas surprendre, car la mastite diffuse accompagne presque toujours une poussée d'accidents syphilitiques, ou les suit de très près.

ANATOMIE PATHOLOGIQUE

L'étude anatomo-pathologique des tumeurs syphilitiques du sein est pour ainsi dire encore à faire. Cela tient à ce que les pièces pathologiques ou les autopsies sont, à ce sujet, d'une excessive rareté. La litterature médicale ne relate que deux autopsies : une publiée par Verneuil (1), l'autre par Hennig (2).

Hennig ne fait qu'une étude macroscopique, mais cette étude est néanmoins intéressante par le siège de la lésion :

Au milieu de chaque mamelle, mais assez près de la face antérieure, on voit une gomme située entre les canaux galactophores

---

(1) Verneuil, *loc. cit.*
(2) Hennig, *loc. cit.*

et les comprimant un peu. Ces gommes sont longues de 6 millim., larges de 7 millim., épaisses à droite de 3 millim., à gauche de 2 millim. ; celle de droite, située un peu en dedans et au-dessous du mamelon, est caséeuse au centre. Autour de chaque gomme rayonne une série de petits nodules aplatis reliés à elle par du tissu conjonctif, de couleur rouge sombre, un peu empâté à droite, œdématié à gauche, disposition qui donne à la tumeur un aspect bosselé.

L'observation publiée par Verneuil n'a aucun intérêt pour nous, puisqu'elle ne fait pas mention de l'état de la glande elle-même.

M. le professeur Tédenat eut l'occasion d'examiner, en 1882, une tumeur de la mamelle, et nous devons à l'obligeance de notre éminent maître cette partie de l'observation qui parle de l'examen microscopique fait par lui-même :

Tumeur du sein droit du volume du poing enlevée partiellement par le docteur Cambassédès chez une femme de 32 ans, ayant eu des plaques muqueuses et de la roséole 3 ans et 1|2 avant. Le reste de la tumeur s'est résorbé par un traitement mixte conseillé par M. Tédenat.

Examen macroscopique : Tissu à coupe lisse jaune-gris avec des points rosés et des foyers ramollis jaunes du volume d'un pois, d'une noisette. La tumeur montre çà et là des culs-de-sac à contenu jaune clair.

Sur des coupes faites dans les parties les mieux conservées on trouve :

Culs-de-sac glandulaires à paroi rétractée, à épithélium dégénéré en grande partie Çà et là, cellules épithéliales normales. Autour des culs-de-sac, amas arrondis de cellules embryonnaires. Au centre, dans les amas les plus gros, il y a une sorte de masse amorphe qui se colore mal (carmin aluné). Ailleurs, et dans d'autres coupes, on voit à la périphérie des nodules embryonnaires placés dans le tissu interstitiel, des tractus fibreux composés de mêmes fibres entre lesquelles sont de rares éléments embryonnaires qui se colorent mal.

En quelques points, tissu scléreux autour des artérioles dont la paroi est épaissie.

L'épithélium est peu altéré dans beaucoup de canaux ou de culs-de-sac, il tend plutôt à la dégénérescence. Nulle part il n'y a trace de formations épithéliales actives.

L'élément glandulaire a subi dans certaines de ses parties de grandes modifications. Les acinis glandulaires étaient considérablement atrophiés ; leurs culs-de-sac étaient remplis d'un contenu jaune clair qui n'a pas été analysé.

L'épithélium dégénéré ne présentait pas de prolifération. Ce fait est intéressant, parce qu'il dénote que le processus de dégénérescence épithéliale n'est pas dû à la même cause pathogénique.

Le stroma glandulaire était infiltré de nombreux éléments embryonnaires ronds, dont les quelques nodules avaient subi la dégénérescence caséeuse.

Il s'agissait, en réalité, d'une gomme qui infiltrait le tissu interstitiel, avec répercussion sur l'élément épithélial.

Mais il n'en est pas toujours ainsi : dans quelques unes des observations que nous avons étudiées, l'irritation de l'épithélium semble avoir été le point de départ de la gomme, mais, pour apporter cette affirmation, il nous manque des pièces pathologiques.

Toutefois, en raison de ces faits et de cette dernière hypothèse, nous nous croyons autorisé à donner à cette lésion le nom de *mastite syphilitique*.

DIAGNOSTIC

Le diagnostic de la mastite syphilitique est d'une importance capitale, puisque toute la conduite thérapeutique en dépend.

Ce diagnostic est, dans bien des cas, hérissé de difficultés. Tous les auteurs attribuent en partie à ces difficultés de diagnostic, le nombre relativement restreint d'observations que nous offre la littérature médicale.

Plus d'un maître a confondu une gomme syphilitique du sein avec une autre lésion. Ainsi, Richet voulut tenter l'ablation d'une tumeur du sein quand l'apparition d'une gomme syphilitique à la jambe du sujet lui fit rectifier le diagnostic et modifier le traitement. Rollet (1) rapporte que Ollier était sur le point de confondre une tumeur gommeuse de la mamelle, du volume d'un œuf, avec un adénome simple, lorsque, éclairé par d'autres symptômes concomitants (exostose du sternum, ulcération serpigineuse du bras, cicatrices syphilitiques en divers points), il administra l'iodure de potassium et fit disparaître la lésion.

Notre éminent maître, M. le professeur Tédenat, nous racontait, à propos d'une de ses observations, qu'il avait confondu la gomme avec un sarcome. Ayant conservé

---

(1) Rollet. — *Loco citato.*

cependant des doutes sur son origine, il fit une incision longitudinale dans la tumeur, afin de s'assurer s'il s'agissait bien d'un sarcome avant d'en tenter l'ablation. La constatation d'un tissu jaune-grisâtre lui fit arrêter l'intervention et instituer le traitement spécifique.

Il semble cependant que l'évolution particulière de la gomme et les antécédents syphilitiques devraient faciliter et affirmer le diagnostic. Dans quelques cas, en effet, le diagnostic n'a été appuyé que sur ces deux facteurs dont l'utilité en clinique est indiscutable.

Mais si nous en jugeons par les observations que nous avons étudiées, les antécédents syphilitiques manquaient cinq fois. En particulier, dans celle de Legrain, ils faisaient totalement défaut, et Legrain admit quand même une syphilis héréditaire et tardive. Ils sont donc assez inconstants. De plus, un sujet qui présente des antécédents syphilitiques très nets ne peut-il être en même temps porteur d'une tumeur vraie ou de quelque autre lésion qui n'a rien de commun avec une infiltration gommeuse ? Une observation de Gosselin (1) nous répond par l'affirmative.

La façon dont évolue la tumeur, le temps qu'elle y met, les symptômes qui accompagnent son évolution ont une importance clinique plus considérable. Les gommes syphilitiques ont une marche beaucoup plus rapide que les néoplasmes. Lorsqu'une tumeur ronde, dure, mobile et sans adhérences, évolue dans un espace de trois à quatre mois, nous pouvons dire, avec bien des chances de ne pas nous tromper, que nous ne sommes pas en présence d'un néoplasme. Mais, par contre, la rapidité même de

---

(1) Delbet. — *In* Traité de Chirurgie de Duplay et Reclus, t. V, p. 859.

cette évolution nous amènera dans quelques cas à faire un diagnostic différentiel entre une mastite syphilitique et un noyau de mastite chronique simple et non spécifique.

Le retentissement ganglionnaire, tardif mais constant dans les mastites syphilitiques diffuses, absent dans les gommes vraies, ne devra pas être négligé comme élément de diagnostic.

Notons, au sujet de l'évolution des gommes vraies, une cause d'erreur de diagnostic. Longtemps on a cru que la rétraction du mamelon et l'aspect chagriné de la peau adhérente étaient l'apanage des néoplasmes du sein. Or, suivant M. Castex, les tumeurs bénignes et les gommes avérées du sein présentent souvent cette double particularité.

Au chapitre Symptomatologie nous avons étudié les caractères cliniques des mastites diffuses et des gommes syphilitiques; nous traiterons maintenant du diagnostic différentiel.

La mastite chronique simple ou le phlegmon partiel du sein, surtout lorsqu'il est enkysté, peut être difficile à différencier d'une gomme. On s'appuiera, pour faire le diagnostic, sur l'absence fréquente de ganglions dans la gomme et sur l'évolution particulière du phlegmon partiel qui procède par poussées successives accompagnées de phénomènes généraux (fièvre, douleur, etc.) et qui coïncide toujours avec une montée laiteuse ou une période d'allaitement.

La tuberculose, à ses trois phases de crudité, de ramollissement et d'ulcération, peut simuler une mastite syphilitique. Les antécédents du sujet seront d'un grand secours pour éclairer le diagnostic.

Dans la tuberculose les ganglions du creux de l'aisselle sont engorgés avant que la tumeur du sein n'apparaisse; souvent même son invasion est consécutive et postérieure à celle des ganglions, le processus suivant un trajet inverse de celui du courant lymphatique. Le siège des lésions tuberculeuses se trouve sur la face externe du sein, où un cordon dur et irrégulier de lymphangite le relie souvent aux ganglions de l'aisselle. A la période de ramollissement, les tubercules ont une tendance à devenir très confluents. Les stigmates d'autres localisations tuberculeuses, l'évolution plus lente, le retentissement ganglionnaire rapide et l'ulcération tardive de la tumeur nous guideront dans le diagnostic. Dans les cas douteux, une ponction avec recherche du bacille de Koch, l'épreuve par inoculation nous permettront de le raffermir. Mais la tuberculose primitive du sein a été mentionnée. Tédenat nous rapporte deux cas dans lesquels l'induration monolobulaire sans limites précises s'était lentement ulcérée, tandis que les ganglions axillaires étaient restés indemnes. L'examen histologique montra la présence de quelques follicules tuberculeux et de rares cellules géantes.

Dans ces deux cas, le diagnostic clinique était impossible et seul l'examen microscopique a pu affirmer la nature de la lésion. Si l'on en croit Billroth, l'examen histologique ne saurait toujours trancher la difficulté et la syphilis congénitale pourrait, d'après lui, donner lieu à une mammite caséiforme chronique lobulaire ne différant guère de la tuberculose infiltrée de la mamelle

La galactocède est de forme arrondie, elle refoule la glande à la périphérie en lui donnant un aspect lobulé. De consistance variable pouvant aller jusqu'à la fluctuation, elle montre quelquefois, si le contenu est caséeux, un empâtement caractéristique qui conserve l'empreinte du doigt déprimant un point de sa surface. Ce signe est pathognomonique (quand il n'est pas dû à un œdème). Un autre de grande valeur également est l'écoulement de lait qu'on fait

sourdre par la simple pression. Ces deux signes caracté-
ristiques ne sont jamais simultanés. Le diagnostic est
toutefois difficile quand la tumeur est ancienne, qu'elle ne
garde plus l'empreinte du doigt, que la fluctuation est
difficile à ressentir et que la pression ne donne lieu à
aucun écoulement par le mamelon.

Les kystes hydatiques ressemblent dans leur première
phase aux gommes syphilitiques, ainsi qu'aux tumeurs
bénignes du sein. Leur forme arrondie, leur consistance
ferme, leur mobilité parfaite et leur indolence peuvent
égarer le diagnostic. Une ponction exploratrice lèvera
tous les doutes. On les reconnaîtra cependant quand leur
siège sera intra-musculaire ou que le frémissement hyda-
tique sera nettement perçu. Lorsque le kyste est suppuré,
toute difficulté de diagnostic disparaît.

La mastodynie, par quelques-uns de ses symptômes,
peut simuler une gomme (1). Le diagnostic en est toutefois assez facile, car la glande entière est congestionnée,
chose très rare, avec une mastite syphilitique. De plus,
l'accès s'accompagne d'une hyperesthésie très marquée
de l'organe, il coïncide avec le flux menstruel et disparaît
avec lui. On devra rechercher, en outre, les stigmates de
l'hystérie.

La maladie de Paget, à une époque avancée de son
évolution, peut embarrasser le clinicien. Mais l'eczéma
concomitant, le siège aréolaire, l'ulcération superficielle de forme caractéristique au début, éveilleront les
soupçons que l'examen histologique confirmera en démon-
trant l'origine épithéliale de la tumeur.

---

(1) La mastodynie fait souvent partie de la symptomatologie d'une
mastite syphilitique.

Enfin, la gomme syphilitique peut présenter parfois une évolution identique à celle d'un adéno-fibrome, d'un adéno-épithéliome ou d'un carcinome. Le diagnostic clinique ne sera pas toujours très facile. On s'appuiera pour le faire sur la particularité suivante : dans les cas de gommes, nous n'avons jamais vu noter un écoulement quelconque par le mamelon. Au contraire, quand une des trois tumeurs précitées évolue, elle donne lieu (par suite de lésions portant sur l'épithélium glandulaire) à un écoulement qui par ses caractères fera connaître la variété de tumeur. Mais on peut voir une gomme syphilitique évoluer en même temps qu'une de ces tumeurs. Le diagnostic double est impossible. En dernière ressource, il nous reste l'examen histologique après ablation.

Il est un élément de diagnostic le plus important avec les antécédents que nous avons réservé pour la fin de ce chapitre, car il doit être employé dans tous les cas douteux : nous voulons dire le traitement d'épreuve spécifique. Tout individu porteur d'une lésion dont l'origine spécifique ne paraît pas très nettement établie, devra être soumis au traitement mixte iodo-hydrargyrique dont la prompte efficacité dans le cas de lésions spécifiques permettra un diagnostic ferme. Notons cependant que l'accident primitif, le chancre, résiste à ce traitement. Dans quelques cas, on sera embarrassé pour différencier le chancre d'une gomme, à cause de la similitude de leur évolution. L'absence d'antécédents syphilitiques, cette résistance particulière au traitement mixte d'épreuve et l'apparition des accidents secondaires lèveront les derniers doutes en faveur du chancre.

PRONOSTIC

Il nous faut considérer le pronostic des lésions tertiaires du sein à deux points de vue différents.

Tout d'abord, nous envisageons l'accident en lui-même et le pronostic ne sera pas très grave, si un traitement spécifique énergique a été institué à temps. Les moyens thérapeutiques dont nous disposons aujourd'hui nous permettent, dans la grande majorité des cas, d'espérer une guérison rapide.

Dans les quelques jours qui suivent le début du traitement, on constate que l'induration diminue, ses limites se rapprochent, elle finit par disparaître plus ou moins complètement. Quand il y a ulcération, on voit des bourgeons charnus de bon aspect combler peu à peu cette ulcération, qui ne tarde pas à se cicatriser en même temps que l'état général s'améliore. Il est intéressant de remarquer que le pronostic est d'autant moins grave que la lésion s'éloigne davantage de l'accident primitif. Au contraire, quand la tumeur gommeuse s'accompagne de symptômes bruyants, retentissements ganglionnaires, localisations multiples, et que l'état général du sujet laisse à désirer, le pronostic s'assombrit beaucoup. Cet ensemble de phénomènes semble tenir à une exaltation particulière du virus syphilitique.

Dans deux cas, observés par Verneuil, un dénouement fatal n'a pas tardé à se produire.

Nous aurions ensuite vivement désiré étudier quel peut être l'état fonctionnel de la glande mammaire après la cicatrisation de la gomme et quelles modifications de structure peut provoquer l'infiltration et la sclérose syphilitique. Mais nous manquons d'observations pour tirer des conclusions formelles à cet égard. Dans le cas observé par M. le professeur Brousse, la femme était déjà âgée (56 ans).

Nous regrettons donc de ne pouvoir rien dire sur la destinée fonctionnelle d'un sein après la guérison d'une sclérose tertiaire de cet organe. Il y a là une lacune que seules de nouvelles observations suivies après guérison sont appelées à combler.

OBSERVATIONS

Nons présentons quelques observations choisies parmi les plus concluantes, et sur lesquelles d'ailleurs s'appuie en grande partie notre modeste travail.

Observation Première

Recueillie par de Tornery (1).

Marie L...., âgée de 30 ans, syphilitique depuis le mois de juillet 1885 et enceinte depuis la même époque, entre le 25 novembre à l'hôpital de Lourcine, avec tous les signes d'une syphilis ordinaire et bénigne : roséole, plaques muqueuses, papules disséminées.

La malade quitte l'hôpital le 1er mars 1886 en bonne santé relative, et y revient trois semaines après avec une éruption confluente de pustules d'ecthyma et même de rupia à la face interne des cuisses et des genoux.

Ces lésions sont traitées par l'emplâtre de Vigo et le sirop de Gibert. Elles ont totalement disparu lorsque la malade accouche, le 15 avril.

Après l'accouchement, la montée du lait ne se fait pas ; au bout de quelques jours, on aperçoit sur le sein gauche, à la face interne du mamelon, une tumeur arrondie, de la grosseur d'une amande, d'une

(1) Recueillie par de Tornery, interne de Pozzi, rapportée dans la thèse de Claude, p. 55, obs. IX.

dureté analogue à celle de l'ivoire, étendue dans le sens tranversal, roulant sous le doigt, et complètement indépendante de la peau et des parties sous-jacentes.

Quinze jours de traitement à l'iodure de potassium suffisent pour faire disparaître la tumeur.

Observation II

Recueillie par Paul Segond (1).

A. L..., âgée de 40 ans, passementière, entrée le 12 septembre 1876, salle Sainte-Madeleine, n° 34. Service de M. Terrillon.

Cette malade entre à l'hôpital pour une ulcération profonde du sein droit. Elle n'a pas d'antécédents diathésiques héréditaires. Elle a été réglée à 16 ans, et depuis ses règles ont toujours été régulières et normales.

L'affection du sein remonte à quatre ans, s'il faut en croire la malade. Elle s'est, dit-elle, blessée à cette époque le sein avec une aiguille, et aussitôt après une tumeur indolente, grosse comme le pouce, se serait développée au niveau de la piqûre. L'intelligence de cette femme est très limitée ; elle répond mal et difficilement. Cette piqûre d'aiguille d'il y a quatre ans domine toutes ses réponses, elle s'étonne beaucoup de voir que l'on pense à chercher ailleurs la cause de son mal, et cette tumeur de la grosseur d'une bille, restée quatre ans stationnaire, pourrait bien être purement imaginaire.

Quoi qu'il en soit, l'indolence du sein a été absolue jusqu'à il y a six mois. A cette époque la malade a commencé à souffrir, elle a constaté, nettement cette fois, l'existence d'une tumeur augmentant rapidement de volume.

En quelques jours « la peau est devenue violette » et s'est recouverte d'une large « croûte brune ». Pendant les cinq mois et demi qui ont suivi, aucun symptôme nouveau n'est apparu.

------

(1) Observation XV, *in* thèse Gromo, p. 34

Il y a quinze jours, enfin, la croûte brune s'est détachée, la tumeur s'est ulcérée, a donné lieu à un écoulement de « sang répandant une très mauvaise odeur », et la malade se décide d'entrer à l'hôpital.

Nous constatons à 1 centimètre au-dessus et en dedans du mamelon droit une vaste ulcération, dont l'étendue dépasse celle d'une pièce de 5 francs.

Sa forme est assez régulièrement circulaire, ses bords violacés, abrupts, sont comme taillés en biseau aux dépens de leur face profonde, ce qui donne lieu à un décollement ou mieux à une sorte de rigole cernant le fond de la plaie. Le fond de la plaie est grisâtre, sanieux et comme pultacé. Il existe un écoulement séro-purulent, très foncé en couleur, peu abondant et infect. Si l'on vient à palper la région, on peut constater que tout autour de l'ulcération et de l'induration qui lui sert de base, les téguments ont conservé leur souplesse.

Il n'existe aucune adhérence avec les parties profondes. Dans l'aisselle correspondante, nous trouvons un seul ganglion engorgé.

Le mamelon est légèrement rétracté et, tout autour de lui, on voit une couronne de 8 à 10 ulcérations superficielles, mais saillantes et papuleuses. Un peu en dehors et en bas, à 3 centimètres du mamelon, on en trouve deux autres plus volumineuses, plus saillantes et offrant en tous points les caractères assignés par M. Fournier aux petites gommes de la peau.

Ces petites ulcérations, jointes à la coupe spéciale de l'ulcération principale, éveillent l'attention de M. Terrillon. Il repousse l'idée de cancer, que l'odeur de l'écoulement, l'âge et l'amaigrissement de la malade, la coloration même un peu jaunâtre des téguments, faisaient naître tout d'abord, et porte le diagnostic de gomme suppurée du sein.

Ce diagnostic est d'autant plus rationnel que, poursuivant l'examen, nous constatons nettement que la malade est en puissance de vérole.

De 20 à 32 ans, elle a vécu avec un individu de mœurs irrégulières qui exigeait d'elle un service génital des plus rudes. Peu après le début de ces relations, elle nous dit qu'elle a eu à la vulve « des cuissons et des petits boutons qui la gênaient pour marcher ».

Vers l'âge de 29 ans, une angine opiniâtre s'est terminée par une destruction du voile du palais. M. Tarnier et M. Panas l'ont soignée à cette époque et lui ont donné de l'iodure de potassium. Elle a perdu ses cheveux vers la même époque.

Bref, l'existence d'une vérole antérieure est indéniable et M. Terrillon prescrit, le 13 septembre, 2 grammes d'iodure de potassium par jour.

Pansement : charpie imbibée d'une solution de permanganate de potasse.

21 septembre. — 3 grammes d'iodure de potassium par jour. La plaie a meilleur aspect et n'exhale plus de mauvaise odeur.

5 octobre. — L'état général de la malade est excellent. L'ulcération est à peine grande comme une pièce de 2 francs.

Bandelettes de Vigo.

9 novembre. — La malade quitte l'hôpital sur sa demande et nous pouvons dire qu'elle est guérie. L'ulcération est réduite aux dimensions d'une lentille. Elle repose sur un gros noyau d'induration ayant le volume d'une noix. La santé générale est parfaite.

Au point de vue étiologique, ces deux observations sont très intéressantes ; dans celle de de Tornery, c'est bien la gravidité et la montée laiteuse qui localisèrent la gomme au sein, tandis que dans celle de Segond on ne saurait mettre en doute que ce soit le traumatisme qui l'ait provoquée.

Observation III

Verneuil (1).

La nommée Marie G..., couturière, entre le 18 avril 1874 à la Pitié, service de M. Verneuil. C'est une femme de 56 ans. Réglée à 14 ans et mariée à 23, elle est deux fois mère dans les trois années qui suivirent son mariage; ses grossesses n'ont rien présenté d'anor-

---

(1) Observation XII, *in* thèse Landreau, p. 32.

mal ; elles ont très bien évolué jusqu'à la délivrance, qui a été heureuse dans les deux cas ; ses deux enfants vivent encore.

A l'âge de 45 ans, cette femme devient encore enceinte et, cette fois, les choses ne se passent pas aussi favorablement : les règles continuent, quoique très peu abondantes, jusqu'au quatrième mois, pour faire place à d'énormes quantités de flueurs blanches, qui fatiguent beaucoup la malade et durent jusqu'au moment de l'accouchement ; au surplus, l'enfant de cette dernière grossesse, très chétif, meurt quelques jours seulement après sa naissance, porteur de tumeurs à la nuque et de taches à la peau ; le médecin aurait dit à la mère que son enfant succombait à une « viciation du sang ». Les suites de couches ont été très mauvaises et, pendant quatre mois encore, la malade a été débilitée par des pertes blanches en quantité considérable, analogues à celles qu'elle avait eues pendant sa grossesse.

Depuis, les règles n'ont pas reparu, et la malade qui, un an auparavant, se portait à merveille, vit s'opérer dans sa santé de grands changements ; elle perdit de ses forces, de son embonpoint, et tout porte à croire qu'elle était déjà sous le coup d'une syphilis dont elle ne veut pas reconnaître l'existence (peut-être l'ignore-t-elle réellement), mais dont elle porte aujourd'hui des traces évidentes, telles que restes d'ecthyma en divers points du corps, périostoses du tibia et de la clavicule, et dont son histoire, qu'elle nous rapporte en détail, ne nous permet pas de douter un seul instant.

Il y a sept ans, elle a vu apparaître dans les deux seins une suite de petites tumeurs variant de la grosseur d'une noisette à celle d'un œuf de pigeon ; dures, bosselées, et comme perdues au milieu des tissus.

Ces tumeurs étaient difficiles à circonscrire complètement et à isoler du reste de la mamelle dont elles semblaient faire partie ; elles disparurent toutes plus ou moins rapidement à la suite d'un traitement à l'iodure de potassium, pour reparaître bientôt après ; la malade ayant prématurément abandonné le traitement, nouvelle disparition de ces tumeurs ; cependant, certaines d'entre elles, plus développées que les autres, plus voisines de la peau qu'elles repoussaient et tendaient à ulcérer, ont été ouvertes par le bistouri, et ont laissé écouler un sang sale, épais, purulent, puis se sont cicatrisées. Les choses en étaient là, et tous les accidents du côté des seins avaient disparu, lorsque, il y a quatre ans, la malade a eu au genou une arthrite d'une violence extrême, qui a duré plus d'un an et qui, après avoir résisté à plusieurs traitements topiques très énergiques, n'a cédé qu'à l'iodure de potassium du jour où ce médicament a été employé; la guérison a marché d'un pas rapide, laissant toutefois une ankylose complète et une tuméfaction considérable de l'articulation. Il est très important de remarquer la promptitude des guérisons obtenues par l'iodure de potassium dans ces cas de tumeurs mammaires et d'arthrite ; c'est évidemment là un fait qui plaide l'hypothèse de la syphilis.

Il y a huit mois, la malade s'aperçut, au sein droit, un peu au-dessus et en dehors du mamelon, de l'existence d'une petite tumeur analogue à celles qu'elle avait eues précédemment aux deux seins, du volume d'une noisette. Cette tumeur était recouverte d'une petite plaque blanchâtre, que la malade compare à des petites cicatrices existant encore aujourd'hui au sein gauche: tumeur et plaque cicatricielle adhéraient entre elles et étaient absolument indolentes.

Trois mois après ce début, la tumeur, qui avait notablement augmenté de volume, se ramollit un peu, se rapprocha de la peau sous laquelle elle se dessina de plus en plus ; à son niveau, la peau prit une teinte rouge, resta quelque temps stationnaire, devint violacée, s'amincit, se perfora et laissa écouler par l'orifice un pus blanchâtre et bien épais. Tout d'abord, la malade n'y fit guère attention et se borna à maintenir la plaie dans un grand état de propreté, puis plus tard à appliquer divers onguents, sans pouvoir retarder en aucune façon la marche envahissante du travail d'ulcération ; bientôt le mamelon lui-même disparut, c'est alors seulement que la malade, inquiète, songe à entrer à l'hôpital.

A ce moment, on observe, à la partie moyenne du sein droit, une large perte de substance assez régulièrement circulaire, mesurant environ 6 centimètres et demi de diamètre. Le fond de cet ulcère est, à la partie centrale, franchement rosé, d'assez bon aspect, et présentant un grand nombre de bourgeons charnus ; il repose sur le bord antérieur du grand pectoral, dont on reconnaît fort bien les faisceaux musculaires, surtout en faisant entrer le muscle en contraction. Le fond de la plaie présente des aspects fort variables : tandis qu'en haut et en dehors on retrouve le même aspect rosé et les bourgeons charnus du centre, en bas et en dedans, au contraire, dans les deux tiers de la circonférence, sous les bords décollés et à leur niveau, on voit une matière grisâtre, sanieuse, pulpeuse, noire par places, constituée par des débris d'escarre et ressemblant en tous points à la matière que l'on rencontre au fond des gommes ulcérées ordinaires.

Le bord est soudé au fond de l'ulcère à la partie supérieure et externe, taillé un peu en biseau aux dépens de la face profonde, festonné, irrégulier et très légèrement renversé en dedans.

Au palper on sent la peau un peu épaissie, faiblement indurée, mais à une très courte distance elle revient à l'état normal.

Le bord est plus tuméfié à la partie inférieure au niveau du décollement, un peu plus renversé en dedans, mais présente, à part cela, tous les caractères précédents ; nulle part, sur ce pourtour, on ne voit de végétations papillaires, de taches veineuses réticulées, de plaques légèrement saillantes d'aspect érectile et variqueux, comme on en rencontre si fréquemment au voisinage des cancers ; le fond de l'ulcère ne présente non plus aucune de ces productions ; la plaie donne un pus peu abondant, grisâtre et n'exhale aucune odeur fétide ; depuis le début jusqu'à ce jour il n'y a pas eu la plus petite hémorragie.

Le malade n'accuse que de bien rares douleurs spontanées, et ncore ces douleurs ne sont-elles que très peu intenses, à peine appréciables ; les explorations diverses et répétées de la tumeur sont elles-mêmes absolument indolentes ; c'est ainsi que l'on peut aisément et sans provoquer la moindre douleur faire glisser toute la partie ulcérée sur les parties profondes, la région tout entière ayant conservé sa mobilité, comme si elle n'était le siège d'aucune inflammation chronique.

Au voisinage de l'ulcération, les parties sont absolument saines et paraissent rester étrangères au travail morbide qui s'élabore auprès d'elles.

Du côté de l'aisselle seulement, on sent un cordon assez dur, peu volumineux cependant, car il a pu échapper à une première exploration ; sur un point de continuité il est fusiforme, de sorte qu'il est difficile de décider s'il y a un ganglion induré, ou simplement une lymphangite indurée.

Le sein gauche qui, nous l'avons vu, a été autrefois, lui aussi, le

siège de productions morbides et de tumeurs multiples, est aujour-
d'hui à peu près sain, et l'on ne constate que très difficilement les
restes presques imperceptibles de ces anciennes tumeurs.

Du reste, bien que l'affection soit déjà ancienne, la malade est
dans un état général relativement bon ; elle n'a nullement la teinte
jaunâtre ou cireuse, signe de cachexie cancéreuse ; l'appétit est bon
et les selles n'ont pas cessé d'être régulières.

Au bout de 35 jours la plaie, qui mesurait 6 centimètres
et demi de diamètre, cicatrisa complètement sous l'influence de l'iodure de potassium. Les bords gardaient
encore une dureté squirrheuse.

La malade se lève ; mais, comme pour marcher elle est
obligée de s'appuyer du bras droit sur un bâton à cause
de l'ankylose du genou, sa cicatrice encore toute nouvelle
se trouve tiraillée en tous sens et se rompt. Deux jours
après il s'était formé une ulcération nouvelle.

Cette observation de Verneuil est doublement intéressante :

1° A cause des antécédents gravidiques et métritiques
qui sont le point de départ de la syphilis et de son aggra-
vation.

2° A cause de la récidive des gommes sur place.

Nous avons l'intention de classer quelques observations
d'après leurs deux types cliniques ; nous envisagerons surtout les observations les plus récentes et qui seront en
même temps les plus précises.

1° Mastites circonscrites ou scléro-gommeuses.

Observation IV

Horteloup (1).

Le nommé Th., mécanicien, âgé de 47 ans, contracta en 1867 un chancre préputial, qui ne guérit qu'au bout de six semaines ; à la suite survinrent des plaques muqueuses ; il fut traité alors par des pilules mercurielles. En novembre 1871, il entre à l'hôpital Saint-Antoine, atteint de tous les symptômes habituels de l'albuminurie.

Dans le courant du mois de mars 1872, survient une tuméfaction lentement progressive du sein gauche, qui donne tout d'abord la sensation d'une sorte d'empâtement discoïde de cet organe ; peu à peu l'induration se circonscrit, s'isole, de manière à former une tumeur arrondie ; la peau, restée normale, ne lui est pas adhérente. Peu à peu cette tumeur fait saillie à la partie externe et supérieure du mamelon et finit par acquérir le volume d'une pomme d'api ; la peau se modifie à son tour et prend une teinte violacée. Dans les premiers jours d'avril, une tumeur semblable apparaît un peu au-dessus du sein droit ; elle siège dans le tissu cellulaire sous-cutané, acquiert bientôt le volume d'un marron. C'est alors que l'on songe à la possibilité d'une tumeur gommeuse, et que l'iodure de potassium est administré à la dose de 1 gramme, puis de 1 gr. 50 centigrammes. A partir de ce moment, la tumeur du sein droit, qui était un peu ramollie à son centre, se résorbe progressivement ; l'autre tumeur diminue également, mais dans une proportion moindre que la précédente.

Le 10 juin, ce malade, dont l'état général s'est notablement amélioré, demande à sortir. La tumeur du sein gauche a entièrement

---

(1) Horteloup. — Thèse d'agrégation, 1872.

disparu et à sa place existe une dépression qu'il est facile de sentir avec le doigt, et au pourtour de laquelle on peut sentir les lobules de la glande mammaire. La tumeur située au-devant du grand pectoral a aussi considérablement diminué et est réduite au volume d'un haricot.

Observation V

Emery (1).

La nommée J. D..., 30 ans, mécanicienne, est déjà une très ancienne malade du service du professeur Fournier.

Elle contracta la syphilis il y a environ douze ans, et cette syphilis, probablement en raison des antécédents scrofuleux de la malade et de son hérédité tuberculeuse et alcoolique, se manifesta d'emblée par des signes de syphilis maligne précoce. En 1889-90-91, elle est frappée coup sur coup de syphilides serpigineuses phagédéniques de la face, du cuir chevelu et du sein. Les continuelles récidives *in situ* de ces ulcérations ne laissent à la malade ni trêve, ni repos, pendant trois années successives, en dépit du traitement spécifique le plus intensif. Elle porte actuellement la trace de ces accidents sous la forme de cicatrices kéloïdiennes qui l'ont complètement défigurée.

En 1895, le 20 juillet, cette malade entre pour la quatrième fois dans le service du professeur Fournier pour des gommes multiples de la vulve.

Une de ces lésions, découverte sur la paroi intérieure du vagin, est, en raison de la rareté même de cette localisation, l'objet d'une présentation à la Société de dermatologie. L'observation en a été publiée par M. Cadot, externe de service dans la Société (tome VI, novembre 1895).

Sortie guérie du service, la malade ne jouit pas d'une longue

---

(1) Emery. — Gomme du sein. *Annales de Dermatologie*, 1896, p. 60.

trêve. Il y a environ trois mois, elle ressentit spontanément dans le sein droit des douleurs lancinantes qui attirèrent son attention de ce côté, et elle découvrit, dans l'épaisseur même de la glande mammaire, un petit noyau dur et mobile dont la pression provoquait une recrudescence de la douleur.

Cette tumeur augmenta progressivement de volume ; des adhérences à la peau se produisirent et il se fit en ce point une petite ulcération datant déjà de cinq jours, lorsqu'elle vint consulter à l'hôpital le 18 décembre.

On constate alors : une petite ulcération siégeant sur la partie antérieure du sein droit, à deux travers de doigt au-dessous et un peu en dedans du mamelon. Elle a l'étendue d'une pièce de 1 franc, sa forme est régulièrement arrondie. Les bords de cette ulcération sont réguliers, sans épaisseur, décollés et forment un liseré rouge, tranchant sur le fond. Ce fond est excavé à pic, profond environ d'un demi-centimètre. La couleur de cette masse d'apparence bourbillonneuse est jaune-verdâtre. Elle est très adhérente aux parties voisines et suinte en petite abondance un liquide séreux.

A la périphérie, les téguments sont rouges, une zone inflammatoire circonscrit cette ulcération et forme un placard très adhérent aux parties sous-jacentes.

La peau présente à ce niveau un aspect chagriné (peau d'orange). Cette ulcération repose sur une tumeur qui occupe la partie supérieure et médiane du sein. Elle s'étend à trois travers de doigt au-dessus et à un travers de doigt au-dessous du mamelon. Sa direction est oblique en bas et en dehors.

Son volume est celui d'une petite pomme, d'une mandarine.

Si l'on étudie ses connexions avec la glande, on voit qu'elle est très mobile sur le plan profond, surtout lorsque l'on fait contracter le grand pectoral. Elle est facile à circonscrire, et on peut rejoindre les doigts en arrière d'elle.

Sa consistance, régulière dans toutes ses parties, est assez ferme ; on constate cependant un léger degré de rénitence. On ne perçoit de ramollissement ni de fluctuation en aucun point.

Les parties voisines sont parfaitement indemnes. Le reste de la glande est normal. De même l'autre sein est parfaitement intact.

Le mamelon, rouge et légèrement tuméfié, participe à l'inflammation de voisinage. On constate une rétraction très nette de ce mamelon. Il n'est pas invaginé, mais sa saillie est presque complètement effacée ; ce phénomène est surtout appréciable par comparaison avec le mamelon du côté sain.

Si l'on explore avec soin le creux de l'aisselle et la région sus-claviculaire, on n'y trouve aucune trace d'inflammation ni d'induration ganglionnaire. On ne perçoit également la présence d'aucun cordon lymphatique partant de la tumeur. Donc intégrité parfaite de tout l'appareil lymphatique.

A son entrée dans le service, la malade est soumise au traitement spécifique mixte. Dès le surlendemain, la tumeur a changé de caractère :

Elle est déjà moins volumineuse, et l'on a, à la palpation, la sensation d'un ramollissement très notable.

De jour en jour, ces phénomènes s'accentuent. La tumeur fond pour ainsi dire, pendant que l'ulcération s'élargit et que la substance gommeuse se liquéfie.

Le 31 décembre, la tumeur élimine son bourbillon : masse caséeuse, friable, jaune-verdâtre, de la grosseur d'une petite noix. Cette perte de substance laisse derrière elle une excavation profonde d'environ 5 centimètres. Les parois en sont taillées à pic et présentent quelques anfractuosités. Le fond est jaune-verdâtre, tomenteux, les bords sont nets et bien découpés.

A l'heure actuelle, la tumeur, complètement ramollie, a perdu les deux tiers de son volume ; l'excavation est comblée en partie et les bords de l'ulcère commencent leur travail de réparation.

Chose remarquable, et contrastant avec les faits cités dans les observations antérieures, l'intégrité ganglionnaire persiste même à cette période ulcérative de la tumeur.

Observation VI

Brousse (1). — Recueillie par M. Bruc, aide de clinique dermatologique.

S... F..., 56 ans, sans profession, italienne, entre à l'hôpital le 7 décembre 1902.

Antécédents héréditaires. — Nuls.

Antécédents personnels. — Fièvres paludéennes à 12 ans. Rhaga- des du sein il y a 26 ans, quand elle était nourrice. Il y a 8 ans, syphi- lis secondaire (roséole et plaques muqueuses). Son mari (?) et son fils bien portants.

Il y a trois mois, la malade remarque à la face antéro-interne de la cuisse droite, à deux travers de doigt au-dessous du pli de l'aine, au niveau des ganglions, une tumeur dure qu'un chirurgien enlève le 17 septembre.

L'opération ne donne pas les résultats attendus et on voit aujour- d'hui à la place de la tumeur une ulcération ovalaire, oblique en bas et en dedans, mesurant 4 cent. de long. sur 1 1/2 de large et 1 de profondeur. Les bords taillés à pic et décollés sont déchiquetés, phagédénisés, laissant voir dans le fond l'aponévrose fémorale.

Il y a environ un mois, la malade a son attention attirée du côté du sein gauche par une douleur lancinante et sent à cet endroit une petite tumeur indurée dont le volume augmente progressivement. La tumeur en impose pour un cancer et on propose l'amputation que la malade refuse pour entrer le 1er décembre à l'hôpital Subur- bain, service de M. le professeur Brousse, salle libre n° 1.

Etat actuel. — En plus de l'ulcération de la cuisse droite, on voit, par comparaison avec le sein opposé, le sein gauche d'aspect carci- nomateux, mais modifié dans son volume, d'une coloration plus foncée, sans rétraction du mamelon, sans inflammation. De chaque

---

(1) Brousse. — Montpellier Médical, n° 9, mars 1903.

côté du mamelon deux ulcérations verticales. L'interne piriforme à grosse extrémité supérieure avance un peu sur le mamelon et mesure deux cent. de long sur un de large. L'externe fusiforme est plus étroite et mesure un cent. de long. Les deux ont leurs bords décollés, taillés à pic, presque en biseau aux dépens de la face profonde ; le fond est blanc, jaunâtre, d'aspect bourbilloneux.

A la palpation, on sent au-dessous du mamelon et adhérent à la peau, une tumeur dure, globuleuse, indolore, intéressant la glande, du volume d'une mandarine, qu'on mobilise sur le plan profond et qu'on isole entre les doigts. La tumeur est unique et à ce niveau la peau manque de souplesse. Pas de traînée lymphatique ni d'engorgement ganglionnaire axillaire. Du côté de la clavicule droite on mobilise sous la peau, sur la face antérieure de l'os, un ganglion gros comme un pois. Du même côté quelques ganglions sous-maxillaires.

A l'inspection de la bouche, on remarque une dentition assez mauvaise. Sur le pilier postérieur droit, presque sur la paroi pharyngée, on aperçoit une nodosité rouge avec un point jaunâtre au milieu et qui n'est autre qu'une petite gomme.

L'aspect et la marche de la lésion du sein, la coexistence d'une gomme à la cuisse et au pharynx, font penser à une manifestation syphilitique et on porte le diagnostic de mastite scléro-gommeuse.

La malade a un état général mauvais, pas d'appétit, mauvaise digestion, céphalées à exacerbation vespérale. L'analyse des urines les montre normales, sans sucre ni albumine. On institue un traitement général mixte, par l'association cacodylo-iodo-hydrargyrique en injections hypodermiques suivant la formule du service.

Biiodure de mercure.	0,10 centigr.
Iodure de sodium.	0,20 —
Cacodylate de soude.	0,30 —
Eau distillée	10 cc.

et par la solution d'iodure de potassium, 2 cuillerées par jour :

Iodure de potassium.	20 gr.
Eau distillée	300 —

Localement, pansements à l'iodoforme.

8 décembre.— Injection de 1 cc. de la solution, très bien supportée.

10   —   Injection de 1 cc.

12   —   Injection de 2 cc. Sous l'influence du traitement et

4

de l'iodoforme, la réunion est presque faite à la cuisse ; la gorge, encore un peu gonflée, est améliorée.

15 décembre. — Injection de 2 cc. La cuisse cicatrise ; les lèvres de l'ulcération externe du sein se rapprochent.

19 décembre. — Injection de 2 cc. Le ganglion sus-claviculaire droit disparaît. La croûte de la cuisse tombe.

22 décembre. — Injection de 2 cc. On prescrit 3 cuillerées d'iodure par jour. Plus rien à la gorge.

24-26-29-31 décembre. — Injections de 2 cc.

2-5-7 janvier 1903. — Injections de 2 cc.

9 janvier. — Injection de 2 cc. L'ulcération externe est cicatrisée ; l'interne est réduite à un point à la base du mamelon. L'induration diminue.

12-14-16 janvier. — Injection de 2 cc.

19 janvier. — Injection de 2 cc.

20 janvier. — La malade sort malgré nous le 20 janvier, après avoir eu 18 injections, soit 0,34 centigr. de biiodure de mercure. L'ulcération interne du sein n'est pas encore complètement fermée, son fond punctiforme est encore bourbilloneux. La tumeur a considérablement diminué, elle n'a plus que le volume d'une amande ; elle est encore dure, mais la peau reprend sa mobilité.

Ne pouvant suivre la malade et lui continuer le traitement, nous lui prescrivons 2 cuillerées par jour de sirop de Gibert, modifié par l'adjonction de cacodylate de soude, suivant la formule du service.

L'évolution lente et tardive de ces gommes, l'absence de tout retentissement ganglionnaire, l'ulcération caractéristique ont permis de les classer parmi les mastites scléro-gommeuses ou les vraies gommes du sein.

2° Mastites syphilitiques diffuses.

Observation VII

Audry (1).

X., âgé de 22 ans et demi ; rétrécissement mitral datant de l'enfance ; pas d'autres antécédents.

Premier coït à l'âge de 19 ans et demi, suivi de l'apparition d'un chancre syphilitique (en mai 1892) ; puis de plaques muqueuses linguales. Cette syphilis ne fut traitée que par 60 pilules de proto-iodure.

Un an plus tard, à Toulouse, il prend un peu d'iodure ; il reste 18 mois sans traitement et sans accidents.

Je le vois pour la première fois en mai 1894, avec adénites multiples, cervicale, inguinale gauche.

Le sein gauche présente une petite masse étalée, rénitente, grenue, à peu près arrondie sur un diamètre de 5 centim. environ, située exactement au dessous de l'aréole qu'elle déborde et à laquelle elle adhère. Quelques douleurs spontanées, lancinantes douleur à la palpation. La petite masse est mobile sur les parties profondes, bien que limitée ; elle répond à une tuméfaction du rudiment mammaire. Nulle trace de ramollissement, pas de modification du côté du mamelon.

Le sein gauche est normal. Etat général assez bon. Palpitations cardiaques. Je donne KI.

Je revois le malade quelques jours après ; il a pratiqué le second coït de son existence et a pris une blennorrhagie qu'on traite par la méthode de Janet.

---

(1) Rouanet. — *Mercredi Médical*, 13 février 1895, n° 7, p. 73.

A la fin de juillet, apparition d'une gomme sous-cutanée de la région sous-maxillaire ; KI la fait rapidement diminuer.

Revu le 15 octobre. Sein gauche à peu près guéri ; il reste une petite masse grenue et dure sous le mamelon. Cette masse, grosse comme une aveline, est double à peu près de celle qu'on découvre en saisissant le mamelon du côté sain. Douleur nulle. La gomme sous-maxillaire est également en voie de disparition, mais persiste encore sous forme d'une tuméfaction superficielle, rouge, caractéristique.

Signes d'uréthrite chronique non gonococcique, d'intensité modérée, et évoluant vers la guérison.

Cardiopathie stationnaire. Etat général bon.

On continue KI à une plus forte dose.

Janvier 1895. — La mamelle est guérie.

Observation VIII

Tailhefer (1).

L... Eugène, 52 ans. Mère morte de phtisie pulmonaire. Très robuste et n'a jamais eu de maladie avant son entrée au régiment. Zouave pendant 14 ans en Afrique, il a eu très souvent des accès de fièvres paludéennes et a présenté une fois des accidents hépatiques avec ascite, auxquels des habitudes alcooliques n'ont pas été étrangères.

Il a contracté la syphilis à l'âge de 20 ans, soignée deux mois à l'hôpital de Constantine ; les accidents n'auraient pas été très graves. En 1870, à l'âge de 30 ans, apparaissent des gommes et une iritis pour laquelle le malade entre au service de M. Panas à l'Hôtel-Dieu ; il y est traité par KI, frictions mercurielles et atropine. En 1885, à 45 ans, il a eu d'autres accidents, du côté des yeux, pour lesquels il a été traité à Orléansville pendant deux mois. En outre, au cours de la syphilis, le malade a eu deux bubons. Il a contracté de nombreu-

(1) Rouanet. — *Loc. cit.*

ses bronchites, il a enduré beaucoup de privations et de fatigues ; il
a toujours été un buveur endurci.

Le malade entre le 17 mars 1894 à l'Hôtel-Dieu, salle Saint-Victor,
service du professeur Audry.

Le malade est fortement emphysémateux ; il a, la nuit, des douleurs fulgurantes dans les membres inférieurs, avec diarrhée, perte
de l'appétit. Etat de misère intense.

Depuis un ans, il présente au coude gauche des tumeurs roulantes
sous-cutanées, d'aspect rougeâtre, de la grosseur d'une noisette,
surmontées de croûtes, sans tendance à la suppuration ; ce sont de
véritables gommes subissant des recrudescences au point d'acquérir
le volume d'un œuf de pigeon. Tache rougeâtre sur la fesse gauche.
Testicule droit atrophié (Le malade accuse à ce sujet une blennorrhagie (1873) suivie d'épididymite et rétrécissement). Sur tous les
membres on trouve des traces indélébiles de syphilides anciennes.
Papules multiples sur le front. Ulcération à la face interne de la
joue gauche et sur le bord droit de la lèvre inférieure. Dents en très
mauvais état, gingivite intense.

Il se plaint depuis quelques mois que sa vue baisse. Iritis ancienne
double, surtout marquée à gauche, où existent des synéchies inter-
nes très nettes ; la pupille se dilate encore par l'atropine.

Depuis un mois, il est atteint d'une mastite droite. Le rudiment de
glande y est beaucoup plus volumineux que du côté opposé ; douleur spontanée. La tuméfaction s'est opérée très rapidement et est
arrivée au volume d'un gros œuf aplati roulant sous le doigt, sans
nodosités. On a la sensation analogue à celle que donne la palpation
d'une glande mammaire de jeune fille. La douleur spontanée est
augmentée par les frottements du drap. Sous l'influence du froid,
érection du mamelon et douleur Mamelle gauche : dans la nuit du 11
au 12 avril apparaît à la partie interne du mamelon une petite
tumeur siégeant dans l'épaisseur de la glande avec douleur spontanée et élancements légers.

Le diagnostic de mastite syphilitique diffuse double s'impose et
l'on institue des frictions mercurielles.

Le 14 avril, les gommes du coude ont diminué ; la mastite droite
est toujours volumineuse ; la gauche reste stationnaire.

Le 18 avril, gingivite intense et adénite sous-maxillaire.

Le 5 mai, la gingivite est guérie, les gommes du coude sont

résorbées presque totalement ; le sein gauche est dans un état à peu près stationnaire ; seule la sensibilité à la pression a disparu ; l'induration est moindre ; mais l'amélioration est relative, nullement comparable à celle que l'on a observée chez le précédent malade.

Observation IX

Rouanet (I).

B... François, 30 ans, typographe. Antécédents nuls. Sa maladie actuelle est la première de son existence. Il entre à l'hôpital pour une furonculose siégeant sur la partie externe droite du front et dans toute la barbe. Cinq jours après son entrée il prend un bain sulfureux. Le lendemain, éruption généralisée de syphilides érythémateuses.

Sur la partie droite du front, dans la partie située entre l'extrémité externe du sourcil et le front, se trouve une lésion tuméfiée, d'aspect furonculeux, ayant les dimensions d'une pièce de 5 francs. Sur le rebord palpébral et angle externe de l'œil droit, se trouve une ulcération volumineuse recouverte de croûtes, reposant sur des tissus infiltrés et légèrement indurés. C'est le chancre primitif de la syphilis dont le sujet est porteur. Maux de tête violents au début avec arthralgies et faiblesse, insomnie. Pas de plaques à la bouche, ni à la langue, ni à l'anus. Adénites cervicales considérables, mais pas d'adénite sous-occipitale. Ses glandes sous-maxillaires ont été aussi très fortement tuméfiées. Légère adénite inguinale gauche.

Tel est l'état du malade, le 26 juin 1894, lorsqu'il entre à l'Hôtel-Dieu, salle Saint-Victor, service du professeur Audry.

Traitement. — On fait des pansements humides sur les lésions pour faire tomber les croûtes. On fait ensuite un grattage des lésions frontales et palpébrales. Pansement à la vaseline, au sublimé 1/80 pendant deux heures, puis vaseline boriquée. Frictions mercurielles : 10.

---

(1) Rouanet. — *Loc. cit.*

Le 9 juillet 1894, l'induration de la paupière a presque disparu, la cicatrice est souple ; l'ulcération frontale est sèche et un peu hyperplasiée ; de même celle de la barbe. Le malade sort en bon état.

Le malade revient dans le service le 12 octobre pour ses accidents secondaires. L'état général est affaibli ; léger amaigrissement, constitution assez forte, mais le malade éprouve de la faiblesse dans les jambes et ne peut rester longtemps debout.

On constate la présence de plaques muqueuses sur les deux amygdales et dans l'arrière-gorge. Les cicatrices de la face sont à peine perceptibles. Pas d'éruptions sur le corps.

On trouve une mastite gauche presque complètement indolore à la pression ; elle se présente sous forme de tumeur rénitente, adhérente au mamelon, mobile sur les parties profondes. Elle est diffuse et donne la sensation d'une glande mammaire hypertrophiée, de consistance scléreuse. Elle a le volume d'une grosse noix aplatie, sans aucune modification de la peau, de l'aréole, ni du mamelon. L'érection de ce dernier est complètement indolore. Aucune tendance à l'ulcération. Pas de ganglions axillaires. La tumeur, survenue au passage secundo-tertiaire de la syphilis, ne présente pas les caractères de la gomme.

On ordonne des frictions locales d'onguent mercuriel et on fait des badigeonnages au bleu de méthylène sur les plaques muqueuses. Traitement général par KI.

Le 23 octobre, le malade se plaint de maux de tête, et sur le dos du nez est survenue une plaque d'acné folliculaire ainsi que sur les joues à la naissance de la barbe. On fait laver le malade avec une solution de sublimé 1/500, suivie d'une application de vaseline boriquée, puis d'acide borique pulvérisé.

La mastite ne change guère de volume ni de consistance et reste toujours indolente.

Le 25 octobre, la folliculite est en voie de guérison et les plaques muqueuses commencent à disparaître. L'état général du malade s'améliore.

Le 27 octobre, la mastite a diminué de consistance et de volume, elle semble tendre vers la disparition. Le malade sort.

En janvier 1895, il reste un léger degré d'hypertrophie indolente de la mamelle.

Observation X

Legrain (1).

Femme Kabyle d'environ 50 ans, ayant un fils et une fille jouis-
sant d'une bonne santé, n'ayant jamais fait de fausse couche, ne présentant aucune malformation dentaire. aucune déformation osseuse,
aucun antécédent morbide autre que de légers accès de fièvre palu-
déenne.

Au mois de juin 1896, la malade s'aperçut qu'un petit bouton gros
comme une noisette s'était formé un peu en dehors du mamelon
gauche. Ce bouton indolore resta stationnaire pendant trois mois.
Plusieurs empiriques arabes consultés ne manquèrent pas de prescrire force emplâtres ; malgré tout « le bouton ne perça pas ». Ce fut
seulement en novembre que la peau s'ulcéra à ce niveau, donnant
issue à un liquide qui ressemblait à du lait, au dire de la malade.

D'autres tumeurs apparurent alors autour du mamelon ; le sein
tout entier en présenta une quarantaine à sa surface. Les tumeurs
des parties externe, supérieure et inférieure finirent par s'ulcérer,
comme la première tumeur apparue. Après l'ulcération des tumeurs,
les glandes de l'aisselle augmentèrent notablement de volume.

Au moment où je vois la malade, au commencement de février
1897, sur toute la surface du sein gauche, sauf à la partie interne,
existait une trentaine d'ulcérations en cupule, peu profondes, dont
le fond est tapissé d'un enduit crémeux. Le bord des ulcérations
bourgeonne et saigne assez facilement. Le mamelon lui-même est
hypertrophié et exulcéré.

Au-dessus et en dedans du mamelon existent une dizaine de tumeurs dont le volume varie de celui d'un pois à celui d'une noisette.
Ces tumeurs sont mobiles sous la peau et sous les parties sous-
jacentes. A leur niveau, la peau est saine. La peau n'est adhérente

(1) Legrain. — *Annales de Dermatologie*, 1897, p. 500.

et bronzée qu'au niveau des tumeurs ramollies et fluctuantes de la périphérie.

En dedans du sein lui-même et un peu en dehors du sternum se perçoivent trois ou quatre petites tumeurs très mobiles sous la peau et de la grosseur d'un pois.

Les ganglions axillaires ont le volume d'un œuf de poule. Si on saisit le sein entre les mains, on voit que la réunion de ces tumeurs forme une sorte de cuirasse cutanée assez épaisse, indurée et indolore.

Il n'existe d'autre lésion en aucun endroit du corps.

Observation XI

Tédenat (1).

Zoé N..., 36 ans, entre dans le service de Létiévant (salle Sainte-Marthe), Hôtel-Dieu de Lyon, le 3 juin 1875. Rien à noter du côté des antécédents héréditaires, qui paraissent bons. Réglée à 14 ans, toujours bien portante. Mariée à 21 ans, deux accouchements réguliers (24 et 27 ans), Zoé N... a nourri ses enfants d'un lait abondant. Ils se portent bien. A 29 ans, son mari lui a communiqué la syphilis. Elle a été soignée par Diday, mais la malade a pris pour remède environ 100 pilules de proto-iodure. Les accidents secondaires ont été légers et de courte durée.

Depuis le mois de septembre 1874, le sein gauche est le siège d'une vague pesanteur et augmente peu à peu de volume. La malade ne s'est préoccupé de son sein que depuis deux mois, le gonflement augmentant beaucoup plus vite et la peau rougissant. Elle applique depuis une semaine une pommade à l'iodure de plomb, conseillée par un pharmacien. La tuméfaction augmente de plus en plus, la peau rougit.

4 mai 1875. — Le sein est doublé de volume à la partie inféro-externe, la peau est rouge, un peu adhérente. Tension générale de

---

(1) Observation II. Thèse d'Aphentoulidès, 1903.

tout l'organe, dur, lisse, avec une sorte de granité. On perçoit une tumeur ferme, rénitente, du volume d'un œuf, qui, limitée sur la partie externe, se confond sans délimitation possible avec le reste de la mamelle en dedans. Rien aux ganglions. Organes thoraciques et abdominaux sains. Syphilis antérieure bien établie. M. Létiévant conseille une potion contenant deux centigr. de bichlorure de mercure et 8 grammes d'iodure de potassium. Un pansement ouaté compressif est appliqué.

Disparition progressive de la tuméfaction mammaire. En sept semaines, guérison complète. Le sein avait, au moment où la malade quitta l'hôpital (3 août), un volume et une souplesse un peu moindre que le sein opposé, mais la différence était bien légère.

Observation XII

Tédenat (1).

Julia C..., 28 ans, lymphatique. Réglée à 14 ans, mariée à 20 ans. Avortements à 19 ans (au 3e mois), 23 ans (au 4e mois). Depuis dix mois, tuméfaction du sein droit qui est le siège d'une pesanteur. La malade est adressée à M. le professeur Tédenat, le 7 février 1900, avec le diagnostic cancer du sein.

8 février. — Malade pâle, réglée régulièrement, bon appétit. La mamelle est doublée de volume. Dans le cadran inféro-externe, on sent une bosselure rénitente, ferme, du volume d'un œuf, intra-glandulaire. Peau mobile. Tout autour de la tumeur, la mamelle est indurée et finement noduleuse. Pas de rétraction du mamelon.

La malade, interrogée avec soin, avoua deux avortements. Peu après son mariage, maux de tête tenaces, surtout nocturnes, et quelques rougeurs sur le corps. Il semble qu'il n'y a pas eu d'accidents tertiaires graves, mais la syphilis paraît incontestable. D'ailleurs, la lésion de la mamelle a l'aspect du syphilome mixte scléro-gommeux. A dater du 10 février, la malade prend tous les jours 2 centigr. de

(1) Observation III, in Thèse Aphentoulidès, 1903.

bi-iodure de mercure et 5 gr. d'iodure de potassium. Bandage ouaté compressif de la mamelle. Après quelques jours de ce traitement, le sein avait déjà diminué de volume et de dureté. Guérison complète au 15 mars. La malade a fait plusieurs périodes de traitement. En novembre 1901, elle a accouché à terme d'un garçon bien portant qu'elle nourrit. *Le sein droit sécrète* aussi abondamment que le gauche.

Seule l'observation de Legrain présente les ganglions axillaires pris. Le traitement spécifique institué à temps empêche la tumeur d'évoluer et de s'infecter.

Pour montrer combien le diagnostic est toujours difficile, nous rapportons cette observation où l'extirpation pour tumeur cancéreuse a été faite alors qu'il s'agissait d'une simple gomme.

Observation XIII

Steeg (1).

J'ai l'honneur de présenter à la Société l'observation d'une malade ayant subi, il y a quatre ans, une amputation du sein pour tumeur, qui vint me consulter parce que deux nouvelles tumeurs apparaissaient au voisinage de la cicatrice opératoire.

Il s'agit d'une femme de 50 ans environ, robuste et d'une bonne santé générale. Mariée à 21 ans, son mari lui communiqua la syphilis peu de temps après. Elle a eu néanmoins trois filles vigoureuses et bien portantes.

Cette femme n'a jamais pris contre la syphilis que de l'iodure de potassium ; actuellement encore elle en prend d'une façon presque continue, car depuis longtemps, dit-elle, elle voit très fréquemment

(1) Steeg. — *Annales de Dermatologie*, 1896, p. 40.

apparaître sur les avant-bras des taches jaunes ; pendant l'été, ces taches jaunes se montrent à peu près tous les mois. La malade prend alors de l'iodure de potassium pendant une quinzaine de jours ; les taches disparaissent pour reparaître quelques jours plus tard. N'ayant pu observer moi-même ces accidents, je rapporte simplement les paroles de la malade.

En somme, depuis 28 ans, cette femme a été soumise à un traitement ioduré presque ininterrompu, mais elle n'a jamais pris de mercure sous quelque forme que ce soit.

On constate au niveau du sein droit l'existence d'une cicatrice, longue de 10 centimètres environ ; on n'a pu enlever la tumeur qui se trouvait en ce point, il y a quatre ans, en respectant le mamelon et la plus grande partie de la glande mammaire. Actuellement, à un centimètre à peine au-dessous de la cicatrice, vers le point externe de la glande et faisant corps avec elle, je constate la présence d'une petite tumeur ayant la forme et les dimensions d'une amande, à grand axe se dirigeant vers l'aisselle. Cette tumeur n'est pas nettement circonscrite, ses limites se perdent dans le tissu glandulaire ; elle adhère également à la peau d'orange ; elle est dure, d'une consistance presque ligneuse, non douloureuse spontanément ni à la pression.

Un peu au-dessus et plus en dehors, assez loin de la glande mammaire, presque sur la paroi interne du creux axillaire, existe une seconde petite tumeur arrondie, peu apparente mais très nette à la palpation, ayant environ le diamètre d'une pièce de 50 centimes, mobile sur le plan profond, mais adhérente à la peau, qui prend aussi à ce niveau l'aspect de la peau d'orange.

La malade s'est aperçue de l'existence de ces petites tumeurs il y a trois semaines. Elles ont grossi assez rapidement, malgré le traitement ioduré auquel la malade s'était justement soumise, pour les taches qui venaient de reparaître au niveau des avant-bras.

Avant de me décider à intervenir chirurgicalement, je lui fis prendre deux cuillerées à soupe par jour d'un sirop ainsi composé :

      Biiodure de mercure. . . . . . .   0,20 centigr.
      Iodure de potassium. . . . .   25 grammes
      Sirop simple . . . .   500 grammes

Lorsque, six jours après le début de ce traitement, la malade revint me voir, il ne restait plus trace des deux tumeurs.

Cette observation est encore intéressante au point de vue thérapeutique ; elle montre l'efficacité du traitement mixte, alors que l'iodure de potassium n'avait donné aucun résultat.

CHAPITRE III

TRAITEMENT

Le traitement des gommes du sein sera le traitement de la syphilis tertiaire avec les indications cliniques tirées de chaque cas particulier.

Localement, nous proscrirons d'une façon absolue toute intervention quel que soit l'état de la lésion, et nous considèrerons la gomme avant ou après l'ulcération :

A la période de crudité, nous chercherons à obtenir la résolution en combinant l'emploi des pommades mercurielles et du pansement ouaté compressif, qui aura encore pour but de mettre le sein à l'abri des traumatismes.

Si nous sommes appelé trop tard ou que nous ne puissions empêcher l'ulcération, nous ferons l'antisepsie de la région par des lavages au sublimé et des applications d'iodoforme. Le tout sera accompagné d'une bonne compression qui facilitera la cicatrisation en maintenant les bourgeons charnus à l'abri.

Quant au traitement général, la syphilis tertiaire exerçant sur l'économie une action déprimante qui peut provoquer une anémie profonde ou même une véritable cachexie, il y aura lieu d'employer, en même temps que

le traitement antisyphilitique par le mercure et l'iodure
de potassium, les agents toniques, le quinquina, le fer et
particulièrement l'arsenic, d'une efficacité incontestable-
ment admise. Ces deux indications thérapeutiques peuvent être remplies par tous les médicaments spécifiques.
Elles semblent plus parfaitement réalisées par l'emploi
d'une combinaison de bi-iodure de mercure et de cacodylate de soude préconisé par Brocq en 1900. Cette prépa-
ration, longuement expérimentée par M. le professeur
Brousse à la clinique dermatologique de l'hôpital Suburbain, a été étudiée dans la thèse de notre ami le docteur
Massol. On peut l'employer : 1° par la voie sous-cutanée ;
2° par la voie digestive.

Toutes les fois où, l'état du rein le permettant, on vou-
dra agir d'une façon sûre et rapide, on se servira de
l'association cacodylée et iodohydrargirique en injections hypodermiques, suivant la formule établie par M. le
professeur Brousse et M. Jadin, pharmacien-chef de l'hôpital Suburbain :

> Bi-iodure d'hydrargire. 0,10
> Iodure de sodium. 0,20
> Cacodylate de soude 0,30
> Eau stérilisée . . . . 10 c.c.

dont on injecte tous les 2 jours d'abord 1, puis 2 cent.
cub. Il suffit, en général, de 12 injections pour guérir les
accidents, relever l'état général, faire disparaître l'anémie.
L'action en est des plus rapides, et l'on n'a pas à crain-
dre d'accidents, mais il n'est pas toujours possible de
l'employer.

On peut alors, sauf contre-indication du côté du tube
digestif, prescrire cette association cacodylée et iodo-
hydrargirique à l'intérieur sous forme d'un sirop que M.

le professeur Brousse a désigné sous le nom de sirop de
Gibert cacodylé.

Bi-iodure d'hydrargire 0,15
Cacodylate de soude 0,75
Iodure de sodium . . . . $\left.\right\}$ à à 15 gr.
Eau distillée. . . . .
Sp. éc. or. am. q. s. . . . . 300 c.c.

Ce médicament renferme par cuillerée 0,01 centg. de
bi iodure de mercure, 1 gr. d'iodure et 0,05 centg. de
cacodylate de soude. On le donne à la dose de 2 à 4 cuillerées par jour et il a l'avantage sur le sirop de Gibert
ordinaire d'avoir une valeur thérapeutique plus énergique,
à cause de sa plus grande richesse en principes actifs, et
d'être beaucoup mieux supporté.

L'emploi de l'association cacodylée et iodo-hydrargirique
constitue un excellent traitement, surtout si on donne en
même temps de l'iodure et si on observe une bonne
hygiène.

On ne doit pas borner la cure à la guérison de l'accident ; il faut la prolonger le plus possible, la renouveler
même pour éviter les récidives.

CHAPITRE IV

CONCLUSIONS

1· Les affections du sein constituées par les accidents tertiaires de la syphilis se rencontrent rarement.

2· Les causes étiologiques en sont multiples ; parmi elles nous pouvons mentionner le sexe, le traumatisme, les affections générales qui interviennent comme causes prédisposantes et adjuvantes.

3· Nous devons admettre la division de Lancereaux en *mastites circonscrites* et *mastites diffuses*.

4· L'apparition de mastites circonscrites ou sclérogommeuses est très tardive et ne se rencontre qu'à la 3ᵉ période, tandis que les mastites diffuses peuvent se rencontrer à toutes les périodes.

5· La mastite sclérogommeuse évolue vers le ramollissement et l'ulcération d'une façon lente mais constante, tandis que la mastite diffuse est atypique comme évolution et présente quelques ressemblances avec la mastite simple.

6· La mastite syphilitique diffuse évolue avec une syphilis à virulence exaltée et accompagne divers accidents syphilitiques en voie d'évolution.

7· De l'observation de M. Tédenat il ressort que l'épi-

4

thélium glandulaire ne reste pas indemne du processus de sclérose qui l'entoure; il subit à son tour une dégénérescence, mais il n'y a pas de prolifération épithéliale.

8· Les mastites syphilitiques ont souvent provoqué des erreurs de diagnostic. Le traitement spécifique d'épreuve reste, en dernier ressort, l'élément certain de diagnostic.

9· Le pronostic est le plus souvent bénin, tant au point de vue local qu'au point de vue de l'état général du malade. Nos moyens thérapeutiques sont actuellement assez énergiques pour permettre une guérison aussi certaine que rapide.

10· Le traitement à la fois général et local consiste dans la médication cacodylohydrargirique associée à l'iodure de potassium.

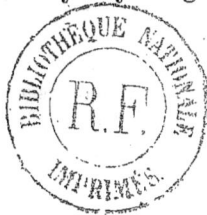

BIBLIOGRAPHIE

AMBROSOLLI. — *Gazetta medica di Lombardia*, n° 36, 1864.

APHENTOULIDÈS. — Contribution à l'étude du syphilôme du sein. Thèse de Montpellier, 1902.

BROUSSE. — *Montpellier-Médical*, mars 1903, n° 9.

CLAUDE. — Etude sur la syphilis du sein. Thèse de Paris, 1886.

DRIARD. — Etude sur la syphilis héréditaire. Thèse de Paris, 1901.

EMERY. — Gomme du sein. *Annales de Dermatologie*, 1896, p. 60.

ESCANDE. — *Midi Médical*, 21 mars 1893.

GROMO. — Contribution à l'étude des gommes du sein. Thèse de Paris, 1878.

HENNIG. — *Archiv. für Gynäkologie*, 1871.

LANDREAU. — Essai sur les syphilômes mammaires. Thèse Paris, 1874.

LANG. — *Wien. med. Woch.*, n° 9, 1870.

LEGRAIN. — Mastite syphilitique gommeuse. *Annales de Dermatologie*, 1897, p. 500.

MRACEK-EMERY. — Atlas manuel de syphilis et des maladies vénériennes, 1900, planche XLVIII, *a*, *b*.

OSTERMAYER. — *Archiv. für Dermat. und Syphilis*, 1893, p. 937.

ROUANET. — De la Mastite syphilitique diffuse chez l'homme. *Mercredi Médical*, 13 février 1895, n° 7, p. 73.

STEEG. — Accidents syphilitiques tertiaires simulant un cancer. Action rapide du traitement mixte. *Annales de Dermatologie*, 1896, p. 40.

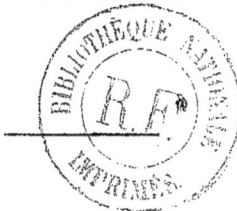

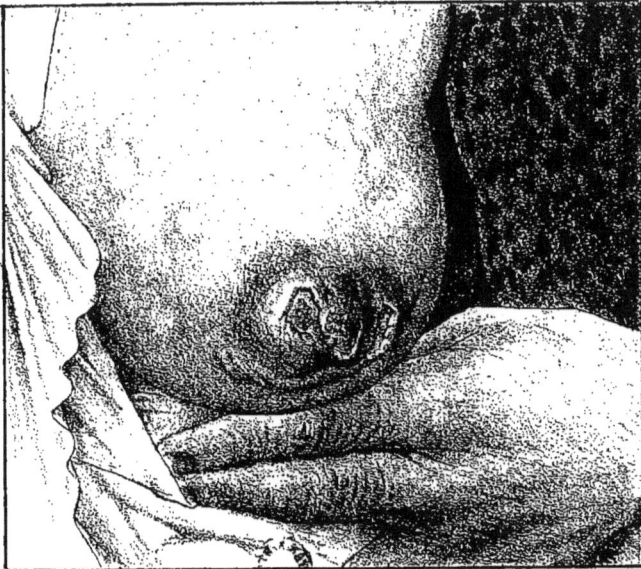

GOMME DU SEIN

Observation VI prise dans le service de M. le professeur-agrégé Brousse.

www.ingramcontent.com/pod-product-compliance
Lightning Source LLC
Chambersburg PA
CBHW070812210326
41520CB00011B/1920